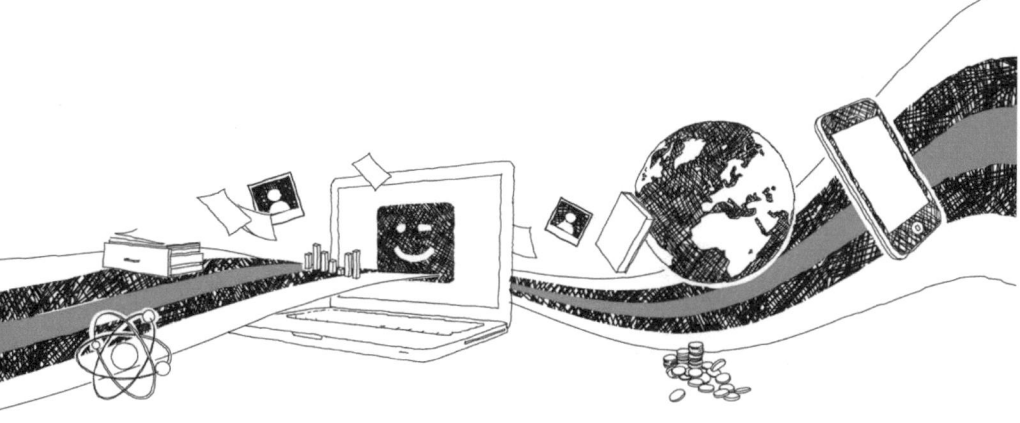
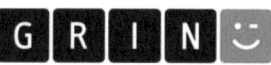

Pflegewissenschaftliche Interventionen in der COVID-19-Pandemie. Die Schlüsselrolle der Pflegekräfte

GRIN

Bibliografische Information der Deutschen Nationalbibliothek:

Die Deutsche Nationalbibliothek verzeichnet diese Publikation in der Deutschen Nationalbibliografie; detaillierte bibliografische Daten sind im Internet über http://dnb.d-nb.de abrufbar.

ISBN: 9783389007488
Dieses Buch ist auch als E-Book erhältlich.

© GRIN Publishing GmbH
Trappentreustraße 1
80339 München

Druck und Bindung: Books on Demand GmbH, Norderstedt Germany
Gedruckt auf säurefreiem Papier aus verantwortungsvollen Quellen

Das Buch bei GRIN: https://www.grin.com/document/1419861

Hamburger Fern-Hochschule

Studiengang Berufspädagogik
für Gesundheits- und Sozialberufe (B.A.)

Studienzentrum: Hamburg-Alsterdorf

Darstellung der pflegewissenschaftlichen Interventionen in der COVID-19-Pandemie: Die Schlüsselrolle der Pflegekräfte

Modul: Professionelle Verantwortlichkeit und gesellschaftlicher Rahmen in der Pflege (PVR)

Herbstsemester 2023

27.01.2024

Inhaltsverzeichnis

1 Einleitung

1.1 Ausgangssituation

Der vorliegenden Arbeit liegt der Bericht des Statistischen Bundesamtes (Statista, 2023, o.S.) zugrunde, in dem für das Statistische Bundesamt im Mai 2023 neue Coronazahlen publiziert wurden. Nach seinen Aussagen gab es im Mai 2023 eine Infektionsrate von 47,4 Infektionen auf 100.000 Menschen. Zu dem von Radtke gemessenen Zeitpunkt lag Deutschland auf Platz zwei der europäischen Infektionsraten.

Diese Thematik ist von besonderer Aktualität, da die Pflegekräfte einen systemrelevanten Beruf ausüben. Mit steigenden Infektionszahlen wird diese Berufsgruppe weiterhin zusätzlich beansprucht. Die vergangenen drei Jahre, seit 2019, haben der Bevölkerung Deutschlands gezeigt, dass es nicht ohne die obengenannte Berufsgruppe geht (Dichter et al., 2020, S. 1ff).

1.2 Fragestellung

Die Fragen, „Inwiefern trugen pflegewissenschaftlich bewiesene Pflegeinterventionen zur Verbesserung des Gesundheitszustandes bei COVID-19-Patienten bei, und welchen Einfluss hatten dabei die deutschen Pflegekräfte?", sind für diese wissenschaftliche Analyse, bei einer COVID-19-Sterblichkeitsrate von 4,4 %, weiterhin von sehr großem Interesse. Eine Infektion steht mit dem SARS-CoV-19-Virus daher in keinem Vergleich mit der jährlichen Herbstgrippe, dem SARS-CoV-2-Virus (Hemmer, Geerdes-Fenge & Reisinger, 2020, S. 893).

1.3 Themenbegründung

Da das Thema der pflegewissenschaftlich begründeten Maßnahmen bei COVID-19-Patienten bisher eher wenig Aufmerksamkeit erhalten hat, ist es für den Autor der Arbeit um so wichtiger, dies hervorzuheben. Anne Bäurle (2020, S. 47 ff.) beschreibt in einem Artikel die starken Auswirkungen des Virus, den sie als ein „Multiorganvirus" bezeichnet und stellt zudem nochmals die entsprechenden Langzeitfolgen in den Vordergrund. Des Weiteren betont sie in diesem Artikel die Wichtigkeit gezielter pflegerischer Maßnahmen gegen das Virus.

1.4 Erläuterung zum Aufbau der Arbeit

Die wissenschaftliche Arbeit gliedert sich in vier gleich große Abschnitte. Die Kapitellängen umfassen dabei circa je zwei Seiten. Der erste Teil widmet sich der theoretischen Grundlage und enthält daher Definitionen wie COVID, Pandemie, Pflege und weitere Begriffe. Der zweite und dritte Teil befasst sich mit den

Themenbereichen der Interventionen bei der akuten COVID-Infektion sowie mit den Interventionen bei Long-Covid-Patienten. Danach schließt sich die Analyse nach der Rolle der Pflegekraft an. Abschließend wird innerhalb des Fazits der aktuelle wissenschaftliche Stand dargestellt.

Die Arbeit wird ausschließlich in der maskulinen Form formuliert, sodass es Dritten leichter fällt, den Text zu lesen.

2 Methodischer Aufbau

Die vorliegende Arbeit bedient sich der Methode der wissenschaftlichen Literaturanalyse. Dabei lässt sie sich in zwei unterschiedliche Schwerpunkte aufgliedern. Der Fokus, der Recherche, in Kapitel 3.1 liegt in der Herausarbeitung der Begriffsdefinitionen. Da es sich dabei um reine Beschreibungen handelt, weist der Text einen leichten deskriptiven Stil auf. Dies begründet der Autor damit, dass bereits zahlreiche Definitionen zu Begriffen wie Pflege, Pandemie, COVID-19 vorhanden sind.

Darauf aufbauend wird in den Kapiteln 3.2 bis 3.4 die empirische Literaturrecherche verwendet. Der Fokus dieser Recherche liegt auf der Nutzung von Datenbanken der Universitätsbibliothek Magdeburg als regionales Zentrum, dem Statistischen Bundesamt sowie auf den Seiten Pubmed und Google-scholar. In der Vergangenheit haben sich die obengenannten Datenbanken als valide Quellen für medizinische Fachliteratur erwiesen und bieten daher die optimale Grundlage für diese Arbeit.

In diesem Zusammenhang wurden Schlüsselwörter wie Pflegekräfte, COVID-19, Pandemie, evidenzbasierte Pflegeinterventionen, Pflegewissenschaft, Rolle sowie Pflege und Gesellschaft zur Ergebniseinschränkung in den Datenbanken genutzt.

Ein wichtiger Ansatz in der Einschränkung der Ergebnisse ist die angemessene Glaubwürdigkeit dieser. Da dieser Faktor eine bedeutende Rolle spielt, wurden Quellen verwendet, die eine hohe Anzahl an Zitierungen aufweisen, nicht älter als das Erscheinungsjahr 2018 sind und einen direkten Zusammenhang zur Forschungsfrage herstellen.

Diese Schritte halfen dem Autor der Arbeit, die Auswahl der Literaturquellen auf 24 zu begrenzen, welche im Verzeichnis zu finden sind. Ein zentrales Beispiel für die wissenschaftliche Glaubwürdigkeit ist die Arbeit durch Professor John Daly von der Universität Texas. Dieser hat auf seinem Gebiet der Kommunikation, welches ein zentrales Themengebiet der Pflege ist, federführende Publikationen herausgegeben.

Um die wissenschaftliche Glaubwürdigkeit der Arbeit und der verwendeten Quellen zu untermauern, wurden die drei Gütekriterien der qualitativen Forschung angewandt. Dabei wird im nächsten Kapitel 3.1 durch die Definitionen die Transparenz beschrieben, sodass der nachfolgende Hauptteil für Dritte nachvollziehbar ist. Innerhalb der Intersubjektivität hat der Autor zu den einzelnen Themen Reflexionen und gewonnene Erkenntnisse einfließen lassen. Da es sich bei der Forschungsfrage um die Rolle der Pflegekraft in Zusammenhang mit einer Erkrankung handelt, findet hier auch das Gütekriterium der entsprechenden Reichweite Anwendung.

3 Hauptteil

3.1 Definition

Dieser erste Teil des Hauptteils widmet sich den wichtigsten Grundbegriffen und schafft so nochmals Transparenz für die weitere Verwendung dieser. Sie spiegeln dabei die erste Perspektive wider, die der Autor zur bestehenden Thematik hat.

3.1.1 Pflegende und Pflege

Die Pflege ist ein Prozess der Fürsorge, worunter eine Balance zwischen den von der WHO geprägten Begriffen Gesundheit, Krankheit und Beeinträchtigungen in der Sinneswahrnehmung, beispielsweise durch Behinderungen, verstanden wird. Zu den weiteren Bestandteilen gehören die Versorgung von Patienten in allen Settings und Altersstufen in Eigenverantwortung oder in Kooperation mit anderen Berufsgruppen. Seit Beginn der Gesundheits- und Krankenpflege wurde der Fokus weiterhin auf die „Prävention" und damit auf die mögliche Vermeidung von chronischen Erkrankungen gelegt (DBKDB, 2010, o.S.).

Für professionell Pflegende und Laien besteht in der COVID-19-Pandemie die Herausforderung, die Balance zwischen der Gesundheit und Krankheit ihrer Patienten aufrechtzuhalten. Weiterhin steht aber auch die eigene Gesundheit der Pflegenden im Fokus.

3.1.2 COVID-19 und Pandemie

In der Vergangenheit hatte die Menschheit bereits mit zwei verwandten Arten von Viren zu kämpfen. Die COVID-19-Infektion zählt zu den durch das SARS-CoV-2 ausgelösten Infektionen. Sie wird daher zu den bereits durchlebten Infektionen mit SARS-CoV, 2002, und MERS-CoV, 2012, eingegliedert. Der aktuelle Virusstamm wird als SARS-CoV-2 bezeichnet und löst wie seine Vorgängerversionen eine akute Infektion des Respirationstraktes aus. Besondere Bedeutung erhielt dieser Virusstamm durch seine starke und schnelle Ausbreitung sowie durch seine rasche Mutations- und Anpassungsfähigkeit. SARS-CoV-2 wird wie seine Vorgänger zu den zoonotischen Virusinfektionen gezählt (Hu, Guo, Zhou & Shi, 2021, S. 141ff).

Die World Health Organisation bestätigte die starke Ausbreitungsfähigkeit des Virus. Sie stufte am 11.03.2020 das Infektionsgeschehen als pandemisch ein (RKI, 2020, S.1). Pandemien sind durch ein Bakterium oder Virus ausgelöste und überraschende Infektionen, für die der Mensch keine bis nur wenige Abwehrkräfte besitzen. In der Wissenschaft werden für akute und großflächige Krankheitsausbrüche die Begriffe „Epidemie" und „Pandemie" verwendet. Dabei beschreibt der Begriff der Epidemie ein großflächiges Krankheitsgeschehen, welches jedoch örtlich begrenzt ist. Unter dem Begriff „Pandemie" kann in ähnliches Krankheitsgeschehen, welches jedoch nicht mehr nur auf eine Region begrenzt werden kann, verstanden. (Yan, Barbero & Wunderlich, 2023, S. 348).

3.1.3 Pflegewissenschaften und evidenzbasierte Pflegeinterventionen

Im folgenden Unterkapitel wird die Definition der Pflegewissenschaften und der evidenzbasierten Pflegeinterventionen umschrieben.

Die Pflegewissenschaft ist ein interdisziplinär angelegtes Fachgebiet der Pflege. In diesem Zusammenhang werden Pflegephänomene aus der täglichen Praxis untersucht und zur Theoriebildung verwendet. Sie folgt daher einem regelgeleiteten Prozess und ist somit anderen Wissenschaften gleichgestellt. Ziel der Wissenschaft ist es, das Qualitätsniveau, die Transparenz der beruflichen Pflege, die Akademisierung der Pflege und die pflegerische Handhabbarkeit innerhalb der Gesellschaft sicherzustellen (Bekel et al., 2021, S. 48 ff.).

Besondere Bedeutung haben die Pflegewissenschaften bei der Entwicklung von evidenzbasierten Pflegeinterventionen. Dabei werden evidenzbasierte Pflegeinterventionen innerhalb der Praxis meist mit dem Begriff Evidenz based nursing kurz EBN und dem Prozess abgetan. Dieser Prozess und die daraus resultierenden Ergebnisse beschreiben einen in sich abgeschlossenen Tätigkeitsbereich der Pflege, der mit wissenschaftlichen Kenntnissen untermauert und in der Praxis erprobt wurde. Im deutschsprachigen Raum finden diese Ergebnisse meist in Standards der einzelnen Pflegeeinrichtungen und den übergeordneten Expertenstandards einen Platz (Scott, McSherry, 2009, o.S).

3.1.4 Evidenzprozess (EBN)

Innerhalb dieses Gesamtzusammenhangs darf der entsprechende regelgeleitete Prozess des EBN nicht unerwähnt bleiben. Ähnlich wie der Pflegeprozess von Fichter und Meyer besteht auch der EBN-Prozess aus sechs Teilschritten, welche nach wissenschaftlichem Standard logisch aufeinander aufgebaut sind.

Im ersten Schritt beschäftigt sich der Prozess mit der detaillierten Aufgabenbeschreibung und -verteilung. In diesem Punkt sollte es dem Forscher gelingen, das Problem der Pflegepraxis klar zu definieren. Als Zweites folgt dann die Ausformulierung dieses entsprechenden Problems. Innerhalb der COVID-19-Pandemie ist dies beispielweise die akute Atemdepression. Der dritte Schritt besteht aus einer durchzuführenden Literaturrecherche, in der es darum geht, passende Quellen für das in Schritt zwei genannte Problem zu finden. Als Viertes schließt sich die kritische und detaillierte Beurteilung der gefundenen Quellen an. An dieser Stelle wird geprüft, ob diese den wissenschaftlichen Kriterien entsprechen, um die vorhandene wissenschaftliche Fragestellung im Kapitel 1.2 mit bereits vorhandenem Wissen zu untermauern. Im fünften Schritt erfolgt anschließend die Einführung der wissenschaftlich fundierten Interventionen und die Anpassung an die praktische Realität des pflegerischen Alltags. Im letzten und sechsten Schritt erfolgt abschließend die Beurteilung der durchgeführten Maßnahmen und eine entsprechende Rückkopplung an die Forschung zur Überprüfung und Anpassung der Maßnahmen (Kipfer, Chur & Graf, 2022, S. 3ff).

3.2 Verbesserung des Gesundheitszustandes mit evidenzbasierten Pflegeinterventionen bei COVID-19

Die COVID-19-Pandemie hat die weltweite Gesundheit nachhaltig und ausdrucksstark beeinflusst. Das Berufsbild der Pflege wurde daher vor immense Herausforderungen gestellt. In diesem Zusammenhang spielen evidenzbasierte Pflegeinterventionen, kurz EBPI, eine entscheidende Rolle bei der Verbesserung des Gesundheitszustandes von COVID-19-Patienten. Dieses Kapitel befasst sich mit der Bedeutung von EBPI bei der Bewältigung der COVID-19-Pandemie.

Erste Ansätze zur Intervention und Bereitstellung der Pflegeinterventionen ist dabei als Erstes die frühzeitige Erkennung und Isolation der klinisch auffälligen Patienten. Dies erfolgt in der Regel durch Test- und Screeningverfahren, um COVID-19-erkrankte Personen frühzeitig zu erkennen. Als klassisches Beispiel dient hier der Nasen-Rachen-Abstrich, welcher durch Personen mit und ohne medizinische Vorkenntnisse durchgeführt werden kann (Müller & Schmidt, 2021, 123 ff.).

Um die Diagnose und das weitere pflegerische Verfahren sicherzustellen, benötigt es zusätzlich zu diesem ersten Schritt die entsprechende Labordiagnostik durch einen RT-qPCR Test. Innerhalb dieses Tests soll der im Virus enthaltene Datensatz an Genetik SARS-CoV-2 erkannt werden. Ebenso sollten Pflegekräfte in dieser Phase nicht nur den Patienten vor Augen haben, sondern auch die Randpersonen wie Angehörige. Ein wichtiger Ansatz zur Bekämpfung waren hier die standardisierten PCR-Tests. Innerhalb dieser wird im Virusstamm die vorhandene RNA nachgewiesen (Bustin, Tania, 2020, S. 1ff.).

Als zweites Standbein, der EBPI, dient das Symptommanagement. Da es aktuell kein Heilungsmittel gegen den Virusstamm SARS-CoV-2 gibt, sondern nur eine prophylaktische Impfung vorhanden ist, können Pflegekräfte nur die Symptome ihrer Patienten kontrollieren. Dazu stehen im Allgemeinen eine analgetische Schmerzbehandlung, Senkung von Fieber, Stabilisierung der Atembeschwerden und Sicherstellung einer regulären Sauerstoffsättigung von min. 98 %, den Pflegekräften als Maßnahmen zur Verfügung (Wagner & Beck, 2020, S. 189 ff.).

Das letzte und dritte Standbein betont das Atemwegsmanagement. Ziel ist es, beispielsweise in schweren Fällen Komplikationen wie das akute Lungenversagen, kurz ARDS (Acute respiratorx Distress Syndrome), zu vermeiden (Meier & Schulz, 2019, S.278 ff.).

In dem Artikel von Larsen und Mathes (2023, S. 487 ff.) wird das ARDS als Krankheitsfolge beschrieben. Dabei kollabiert die Lunge aufgrund einer beispielhaften Überbelastung durch eine akute Virenlast und Aerosole. Die Folge ist eine Insuffizienz des alveolären Lungengewebes.

Dabei bestehen die Säulen der ARDS-Therapie bei SARS-CoV-2-Patienten aus hygienischen, intubativen, kreislaufstabilisierenden sowie medikamentösen Therapieansätzen (Kluge et al., 2021, S. 88ff.). Der beschränkte Umfang der Arbeit macht es dem Autoren nicht möglich auf die einzelnen Säulen einzugehen und verweist auf die obengenannte weiterführende Literatur von Kluge.

Evidenzbasierte Pflegeinterventionen sind in der Covid-19-Pandemie von entscheidender Bedeutung, um den Gesundheitszustand von Patienten zu verbessern und die Ausbreitung des Virus zu kontrollieren. Die oben genannten

Interventionen bieten auf Basis der Literatur nur einen minimalen Einblick in die bewährten Praktiken und Leitlinien zur Anwendung der EBPI bei COVID-19-Patienten und sind eine wertvolle Ressource für Pflegekräfte, die in dieser herausfordernden Zeit einen wichtigen Beitrag zur Gesundheitsversorgung leisten (Dembinski & Mielck, 2018, S.11 ff.).

3.3 Pflegekräfte als zentrale Schlüsselrolle in der COVID-19 Versorgung

Als die Corona-Pandemie ausbrach, war die Bevölkerung durch soziale Beschränkungen wie Sicherheitsabstände, Maskenpflicht in öffentlichen Räumen, Pflichttestungen, Lock-Downs und weiteres geplagt.

Das Krankheitserleben der Patienten in den Kliniken und Pflegeeinrichtungen wurde durch Besuchsverbote, Isolationen und Zeiten auf der Intensivstation geprägt. Bei all diesen Herausforderungen und Unsicherheiten waren die Pflegekräfte eine stabile Konstante und stellten somit eine soziale und medizinische Schlüsselfunktion innerhalb unserer Gesellschaft dar.

Im klinischen Versorgungsprozess sind die Pflegekräfte meist die ersten medizinischen Fachkräfte, die COVID-19-Patienten in Krankenhäusern und Pflegeeinrichtungen treffen. Sie spielen eine zentrale Rolle bei der Identifizierung und Überwachung von Symptomen, der Durchführung von Tests und der Bereitstellung der notwendigen Pflege. In den Zeiten, wo dem Patienten das Krankheitsbild nicht bekannt ist und das Vorherrschen von Angst, Sorgen und Nöten präsent ist, sind Pflegekräfte oft diejenigen, welche Trost, Informationen und durch Pflegeinterventionen bei der Krankheit leisten und den Verlauf der Behandlung liefern.

Nach einer Studie von Müller, Schmidt und Weber (2020, S.123 ff.) war die schnelle Identifikation und Isolierung von COVID-19-Patienten ein entscheidender Faktor bei der Eindämmung der Ausbreitung des Virus in deutschen Kliniken und Pflegeeinrichtungen. In der Anfangsphase wurde die Aufgabe hauptsächlich von Pflegekräften übernommen, die in der Lage waren, die Patienten aufgrund ihrer engen, vertrauensvollen und kontinuierlichen Betreuung genau zu beobachten. Im weiteren Verlauf der Pandemie wurden zur Krankheitsbeobachtung und Symptomerfassung alle Personen mit einem medizinischen Hintergrund aufgerufen.

Die pflegerische Versorgung von COVID-19-Patienten erfordert nicht nur ein hohes Maß sozialer Kompetenz, sondern auch ein ebenso hohes Maß an medizinischem Fachwissen und pflegerischer Kompetenz. Pflegekräfte sind für die tägliche Pflege, Überwachung der Vitalparameter, die Verabreichung von Medikamenten und das Management von Symptomen verantwortlich. In enger inter- und intradisziplinärer Zusammenarbeit haben die Pflegekräfte einen hohen Stellenwert im heutigen deutschen Gesundheitssystem.

Laut einer Studie von Schmidt, Müller und Wager (2021, S.67 ff.) war die Betreuung von COVID-19-Patienten eine körperliche und emotional herausfordernde Aufgabe für die Pflegekräfte. Die dauerhafte Verwendung von persönlicher Schutzausrüstung und die Einhaltung strenger Hygienerichtlinien, wie beispielsweise das dauerhafte Tragen von FFP2-Masken, erhöhten die Belastung und das Risiko für berufsbedingte Infektionen. Dennoch waren die Pflegekräfte bereit, sich dieser Hausforderung zu stellen und die Bedürfnisse der Patienten immer in den Vordergrund zu stellen.

Ferner stellte die Studie von Weber, Müller und Fischer (2022, S.45 ff.) die Bedeutung der zwischenmenschlichen Kommunikation zwischen Pflegekräften und COVID-19-Patienten als weiteren wichtigen Baustein in den Vordergrund. Durch einfühlsame und sozial intensive Kontakte gelang es den Pflegekräften, Ängste abzubauen, Informationen zu verbreiten und die Zusammenarbeit mit den Patienten durch den pflegewissenschaftlichen Bestandteil der Patientenedukation bei der Einhaltung der Behandlungsstrategien zu fördern. Darüber hinaus sind Pflegekräfte oft diejenigen, welche den Kontakt zu den Familien, aufgrund des Besuchsverbotes, aufrechterhalten haben. In diesem Zusammenhang wurden neue Methoden der Telemedizin und -Kommunikation unter einem ganz anderen Blickwinkel betrachtet. Diese soziale Komponente ist und war von unschätzbarem Wert für die psychische Verfassung der sich in Isolation befindenden Patienten.

In einem kleinen Zwischenfazit hat die vorliegende Hausarbeit die Bedeutung der Pflegekräfte in der deutschen Gesundheitsversorgung auf eine besondere Weise unterstrichen. Sie sind die ersten Ansprechpartner für Patienten, die die täglichen Pflegebedürfnisse von COVID-19-Patienten wahrnehmen/umsetzen und die emotionale Unterstützung in dieser schwierigen Zeit übernehmen. Die von den Autoren angegeben Literaturquellen verdeutlichen und unterstreichen die wichtige Rolle der Pflegekraft im 21. Jahrhundert.

3.4 Interventionen zur Verbesserung der Lebensqualität bei Long-Covid

Long-Covid, in Fachkreisen auch als postakutes Covid-19-Syndrom bekannt, hat sich als eine langanhaltende und durchaus komplexe Gesundheitsstörung nach einer Coronainfektion herausgestellt. Die Symptomatik, welche das Long-Covid-Syndrom beschreibt, kann durchaus sehr vielfältig sein. Sie reichen von „einfacher" Müdigkeit über Atemprobleme bis hin zu neurokognitiven Beeinträchtigungen. Die Pflegekräfte spielen dabei eine entscheidende Rolle bei der Bewältigung dieser Symptome und der Verbesserung der Lebensqualität von Long-Covid-Patienten. In diesem Kapitel sollen nun die pflegewissenschaftlichen Interventionen zur Unterstützung von Menschen mit diesem Syndrom thematisiert werden.

Als erste pflegerische und evidenzbasierte Methode zur Unterstützung dieser Patienten dient ähnlich wie bei der akuten Infektion das Symptommanagement. Patienten sollen auf sich und ihre Symptome achten und rechtzeitig Strategien zur Bewältigung anwenden. Es kann sich beispielsweise dabei um Atemtechniken zur Linderung einer akuten Dyspnoe oder um die Einführung von einem Energiemanagement handeln, mit dem das Symptom der Müdigkeit kontrolliert werden kann. Als zweites wichtiges Standbein der Long-Covidtherapie ist die psychosoziale Unterstützung zu nennen. Menschen mit einer anhaltenden Infektion können mit psychischen, sozialen und emotionalen Herausforderungen konfrontiert werden. In den meisten Fällen leiden Patienten unter einer akuten Depression und/oder Angstzuständen. Pflegekräfte können und müssen eine wichtige Rolle bei der psychischen Begleitung spielen. Durch gängige Methoden wie das aktive Zuhören, das Anwenden salutogenetischer Ressourcen und Methoden zur Stressbewältigung kann den erkrankten Patienten geholfen werden. Informieren, Schulen und Beraten sind eine der wichtigen und einzigartigen Aufgaben der heutigen Pflegekräfte und stehen seit der Einführung der generalistischen Pflegeausbildung mit an erster Stelle. In einigen Fachkreisen wird der Begriff der Patienteneducation verwendet. Patienten werden in der Pflege als eigenständige Individuen mit Recht zur Selbstteilhabe und Entscheidung der Therapien und Behandlungen gesehen. Daher benötigen sie Informationen, um ihre Lebensqualität zu verbessern. Hier stehen Lehrmaterial wie beispielsweise Info-Broschüren im Mittelpunkt. Grundlegendes Ziel ist es, auf die individuellen Bedürfnisse und Wünsche der Patienten einzugehen. Das vierte Standbein der pflegewissenschaftlichen Interventionen stellt die multidisziplinäre Versorgungskoordination dar. Ziel ist es, die Maßnahmen inter und -intradisziplinär zu gestalten und eine qualitative, effektive Therapie für die betroffenen Patienten sicherzustellen (Koczulla, A. R., 2021, S. 869 ff.; Cárdaba-García, RM. et al., 2022, o.S.).

Das letzte und nach Meinung des Autors eines der wichtigsten Standbeine ist die Rehabilitation bei einer Langzeiterkrankung. So haben erkrankte Personen die Chance, ihre physiologischen Funktionen des Körpers wiederherzustellen. Pflegekräfte können bei der Planung sowie bei der Durchführung der entsprechenden rehabilitativen Maßnahmen Hilfestellung leisten. So haben die Patienten die Chance, physiologische, psychische und beruflich neue Chancen zu erhalten (Swarnakar & Yadav, 2022, o.S.)

4 Zusammenfassung und Fazit

4.1 Resümee des methodischen Vorgehens

Der vorliegenden Arbeit lag eine systematische Literaturrecherche zu Grunde. Dabei stellte der Autor fest, dass es deutlich mehr Ausgangsquellen im englischsprachigen Raum gibt. Um die Vielzahl an Quellen zu selektieren, haben die Schlüsselwörter zum Rechercheerfolg beigetragen. Durch die weiteren Kriterien der Anzahl von Zitierungen, des Publikationsdatums und der wissenschaftlichen Glaubwürdigkeit kann die Methode der systematischen Recherche mit „ausreichend" vom Autor bewertet werden. An dieser Stelle sollte der Autor der Arbeit für die Zukunft eine bessere Selektion verwenden, beispielsweise durch die eingrenzenden Suchoperatoren OR, AND und NOT. Ebenso kann die Liste der Datenbanken um MUSE und JSTOR erweitert werden.

4.2 Darstellung der Ergebnisse zur Forschungsfrage

Die zentrale Forschungsfrage nach der Rolle der Pflegekraft innerhalb der COVID-19-Pandemie konnte nur zum Teil beantwortet werden. Dabei stellte sich gerade in Zeiten einer Pandemie heraus, dass evidenzbasierte Pflegeinterventionen nicht mehr wegzudenken sind. Sie spielten eine bedeutende Rolle bei der frühzeitigen Erkennung und Isolation von COVID-19-Patienten. Weiterführend ist es unverzichtbar, ein valides Symptom- und Atemwegsmanagement durchzuführen. Diese pflegerischen Interventionen haben effektiv dazu beigetragen, den teilweise sehr kritischen Zustand der Patienten in den klinischen und pflegerischen Einrichtungen zu stabilisieren.

Weiterführend kann dargestellt werden, dass Pflegekräfte in Zeiten von Angst, sozialer Distanz, Ausbruch und Isolation eine zentrale Rolle innerhalb der zwischenmenschlichen Ebene spielten. Sie waren und sind die ersten Ansprechpartner für Patienten, haben die tägliche und stark intensivierte Pflege und zu gleich emotionale Unterstützung geleistet. Die Bedeutung der pflegerischen Arbeit wurde daher stark in den Mittelpunkt gestellt. Zudem mussten sich Pflegekräfte in den doch stark herausfordernden Zeiten auch mit neuen Methoden der Betreuung auseinandersetzen, als Beispiel kann hier das Phänomen der digitalen Kommunikation gesehen werden.

Als weiteres Phänomen stellt auch Long-Covid die Pflege vor eine neue Herausforderung. Diesbezüglich stellen sich ebenfalls ähnliche pflegerische Interventionen heraus, wie diejenigen, die in der akuten Infektionsphase angewendet werden. Einen besonderen Schwerpunkt liegt auf der Rehabilitation. An dieser Stelle sollte der Fokus in der psychischen Langzeit-Unterstützung auf die kognitiven Symptomatiken gelegt werden. Als einfachste pflegerische Maßnahme gilt hier das Gedächtnistraining. Dies kann beispielsweise durch Gesellschaftsspiele durchgeführt werden. Ein weiterer Schwerpunkt innerhalb der Rehabilitation ist die physiologische Belastbarkeit des Körpers. An dieser Stelle sollte zu Beginn ein leichtes Ausdauertraining stattfinden.

Zusammenfassend zeigt diese vorliegende Hausarbeit, wie die COVID-19-Pandemie die Pflegewissenschaft und die Rolle der Pflegekraft verändert hat. Die Pflegekräfte haben sich in dieser kritischen Zeit als unverzichtbare Akteure im Gesundheitswesen erwiesen, die eine Schlüsselrolle bei der Bewältigung der Pandemie und der Unterstützung der Betroffenen spielen. Die pflegewissenschaftlichen Erkenntnisse, Interventionen und regelgeleiteten Forschungen sind von entscheidender Bedeutung, um die Gesundheitsversorgung in Zeiten einer weltweiten gesundheitlichen Krise zu verbessern und weiterzuentwickeln.

4.3 Ausblick

Die Covid-19-Pandemie hat das 21. Jahrhundert in vielerlei Hinsicht geprägt. In dieser pflegewissenschaftlichen Hausarbeit hat der Autor versucht,

einen umfassenden Einblick in die Folgen der Pandemie auf die Pflegewissenschaft und die Rolle der Pflegekräfte bei der Bewältigung dieser weltweiten Krise darzustellen.

Zur weiterführenden Forschung kann der vorliegende Themenbereich in zwei Varianten ausgeweitet werden. Variante A beschreibt die tiefere Verbindung der

Pflegekräfte innerhalb des deutsches Gesundheitssystems. Die Variante B beschreibt beispielsweise die Perspektive der Patienten. Als Beispiel möchte der Autor mit der folgenden Hypothese zum Nachdenken anregen: „Isolationsmaßnahmen innerhalb der COVID-19-Pandemie haben bei Patienten zu einem drastischen Anstieg von psychosomatischen Erkrankungen geführt."

5 Literaturverzeichnis

Bäurle, A. (2020). COVID-19 und die Langzeitfolgen. *Pneumo News (12). 47-49*

Bekel, G., Fenchel, V., Lay, R., Maas, M., Remme, M., & Specht, J. (2021). Pflegewissenschaft 1: *Lehr-und Arbeitsbuch zur Einführung in das wissenschaftliche Denken in der Pflege* (1.Aufl.). Hogrefe AG.

Bustin, S.A & Nolan, T. (2020). RT-qPCR testing of SARS-CoV-2: a primer. *International journal of molecular sciences* (21). 3004

Cárdaba-García, RM., Durantez-Fernández, C., Pérez LP., Barba-Pérez, Má & Olea, E. (2022). *What Do We Know Today about Long COVID? Nursing Care for a New Clinical Syndrome*. Int J Environ Res Public Health (14). https://pubmed.ncbi.nlm.nih.gov/35886491/ [29.10.2023]

DBKDB für Pflegeberufe, D. D. B. (2010). Definition der Pflege–International Council of Nurses ICN. *Offizielle Übersetzung der deutschsprachigen Pflegeberufsverbände Deutscher Berufsverband für Pflegeberufe, Österreich, Schweiz*, URL: https://www. dbfk. de/media/docs/download/Allgemein/ICN-Definition-der-Pflegedeutsch. pdf [20.10.2023].

Dembinski, R., & Mielck, F. (2018). ARDS–Ein Update–Teil 1: *Epidemiologie, Pathophysiologie und Diagnostik*. AINS-Anästhesiologie· Intensivmedizin· Notfallmedizin· Schmerztherapie (53).102-111.

Dichert, M., Kocks, A., Meyer, G., & Stephan, A. (2020). Pflege ist systemrelevant-nicht nur in Coronazeiten. *Gemeinsame Stellungnahme zum Internationalen Jahr der Pflegenden und Hebammen vor dem Hintergrund der Corona-Pandemie in Deutschland, 05.05.2020, Bundespflegekammer, Dekanekonferenz Pflegewissenschaft e.V., Deutscher Bundesverband für Pflegeberufe*. https://dg-pflegewissenschaft.de/wp-content/uploads/2020/05/2020_05_12-Stellungnahme-zum-Inernationalen-Jahr-der-Pflegenden-und-Hebammen.pdf [15.10.2023].

Hemmer, C. J., Geerdes-Fenge, H. F., & Reisinger, E. C. (2020). Covid-19. *Epidemiologische und klinische Fakten*. Der Radiologe (10), 893 - 898.

Hu, B., Guo, H., Zhou, P., & Shi, Z. L. (2021) *Characteristics of SARS-CoV 2 and Covid-19*. Nature Reviews Microbiology (19). 141 – 154.

Kipfer, F., Chur, B. G. S. & Graf, E. (2022). Evidence Based Nursing (EBN) Basisworkshop.https://www.bgs-chur.ch/wp-content/uploads/2022/04/Basisworkshop_2022.pdf [29.10.2023].

Kluge, S., Janssens, U., Welte, T., Weber-Carstens, S., Schälte, G., Spinner, C. D., ... & Karagiannidis, C. (2021). *S2k-Leitlinie–Empfehlungen zur stationären Therapie von Patienten mit COVID-19.* Pneumologie, 75(02), 88-112.

Koczulla, A. R., Ankermann, T., Behrends, U., Berlit, P., Böing, S., Brinkmann, F., ... & Zwick, R. H. (2021). *S1-Leitlinie post-COVID/long-COVID.* Pneumologie, 75(11), 869-900.

Larsen, R., & Mathes, A. (2023). *Akutes Lungenversagen (ARDS). In Beatmung: Indikationen-Techniken-Krankheitsbilder* (7 Aufl.). Springer Berlin Heidelberg. 487 – 511.

Meier, P., & Schulz, K. (2019). *Evidenzbasierte Strategien zur Infektionskontrolle in der Pflege während der COVID-19-Pandemie.* Gesundheitspflege (47). 278-291.

Müller, H., & Schmidt, B. (2021). *Evidence-basierte Pflegeinterventionen bei COVID-19: Ein Leitfaden für Pflegefachkräfte.* Pflege & Gesundheit (34). 123-137.

Müller, A., Schmidt, B., & Weber, C. (2020). *Die Rolle der Pflegekräfte bei der Bewältigung der COVID-19-Pandemie in deutschen Krankenhäusern.* Pflegeforschung (17).123-135.

Statista. (2023). *Länder mit den meisten Coronainfektionen (COVID-19) in den letzten sieben Tagen in Europa.* https://de.statista.com/statistik/daten/studie/1180169/umfrage/laender-mit-den-meisten-coronainfektionen-in-der-letzten-woche-in-europa/ [02.10.2023].

Robert Koch Institut. (2020). *Täglicher Langebericht des RKI zur Coronavius-Krankheit-2019.* 11.03.2020 -Aktualisierter Stand für Deutschland. https://www.rki.de/DE/Content/InfAZ/N/Neuartiges_Coronavirus/Situationsberic hte/2020-03-11-de.pdf?__blob=publicationFile [29.10.2023]

Scott, K., McSherry, R. (2009). *Evidenzbasierte Pflege. Klärung der Konzepte für Krankenschwestern in der Praxis.* J Clin Nurse (8). https://pubmed.ncbi.nlm.nih.gov/19077021/ [29.10.2023]

Swarnakar, R., Yadav, SL. (2022). *Rehabilitation in long COVID-19.* A mini review. https://pubmed.ncbi.nlm.nih.gov/36159093/ [29.10.2023]

Schmidt, B., Müller, A., & Wagner, D. (2021). *Die Herausforderungen der Pflege von COVID-19-Patienten:* Eine qualitative Studie in deutschen Krankenhäusern. Gesundheitspflege. 28(2). 67-79.

Wagner, C., & Becker, H. (2020). *Pflegepraxis während der COVID-19-Pandemie: Die Rolle von EBPI.* Pflegewissenschaft (22).189-205.

Weber, C., Müller, A., & Fischer, E. (2022). *Die Bedeutung der Kommunikation zwischen Pflegekräften und COVID-19-Patienten für die psychische Gesundheit.* Zeitschrift für Pflegewissenschaft. 9(1).45-57.

Yan, X., Barbero, F. & Wunderlich, R. (2023). *Vorbereitung auf eine Pandemie.* AINS-Anästhesiologie· Intensivmedizin· Notfallmedizin· Schmerztherapie. https://pubmed.ncbi.nlm.nih.gov/37385241/ [29.10.2023]